Régime Cétogène

Challenge 14 jours

Sommaire

Introduction

Je me rendais avec des amis à une exposition. Nous nous promenions durant quelques heures dans les couloirs et nous nous émerveillions devant le nombre d'œuvres d'art. Finalement nous nous sommes assis à un café afin de partager nos impressions. Un ami se plaignit à propos d'une œuvre « avez-vous vu ce post-it déchiré encadré? » nous hochions tous la tête en l'écoutant « un post-it, jaune, tout ce qu'il y a de plus normal, déchiré et encadré soigneusement.» continua-t-il. « En quoi cela relève-t-il de l'art ? Moi aussi je peux déchirer un post It et l'encadrer joliment »

-    « Alors fais le » lançais-je.

L'art ne repose pas dans la finalité de l'œuvre mais dans la motivation, l'envie de le faire.

Cela marche aussi pour le régime cétogène comme pour plein d'autres sujets. Tu peux te renseigner le plus possible sur ce régime au point d'en devenir expert. Pourtant la vraie différence est dans l'action de le faire. Tu peux te dire „je peux le faire" lorsque que tu lis des informations sur le régime cétogène, avec ce livre tu vas te dire „je vais le faire" et la est toute la différence.

Tous les débuts sont difficiles. Cela n'est pas un secret. C'est pourquoi nous allons faire les premiers pas ensemble. Pour certains, le régime cétogène peut sembler excentrique et compliqué mais cela est faux.

Tu vas apprendre à faire de la théorie un mode de vie et tu pourras ainsi te réjouir des avantages de ce régime.

Qu'est-ce que la cétose ?

Le corps fonctionne grâce à deux carburants: le glucose et la cétone. Tout comme le diesel ou l'essence ont un tout autre intérêt que l'électricité par exemple, le glucose et la cétone proviennent de ressources bien distinctes. Le glucose est fabriqué à partir des sucres rapides et lents qu'on trouve dans notre alimentation. La cétone, est, elle fabriqué à partir des lipides. C'est le cas quand il n'y a plus assez de glucides et que le métabolisme trouve l'énergie directement dans les cellules graisseuses, dans les „réserves".

La cétose est un état métabolique dans lequel le corps se retrouve sans glucose. C'est un état métabolique naturel. Nos ancêtres se trouvaient à l'état de cétose pendant des milliers d'années et étaient par conséquents de parfaits chasseurs et cueilleurs. C'est seulement depuis peu que les glucides, pain et sucre font partie de notre alimentation quotidienne. Cette période représente à l'échelle de l'humanité une petite seconde. De ce fait notre corps peut facilement et sans difficulté fonctionner à l'état de cétose et a en conséquence de cet état plus de capacités.

La cétose est le chemin le plus facile et le plus naturel pour brûler les graisses. Alors pourquoi imaginons-nous ce changement si difficile ? Parce que l'industrie agroalimentaire nous rend difficile la non consommation de pain et de sucre. Socialement, également il est difficile de tenir un régime cétogène.. Nous associons les gâteaux, chaînes de fast-food, ou popcorn sucré à des moments de joie, d'amitié et d'écoute.

Défie-toi et fais du régime cétogène ton mode de vie. N'aies pas peur tu ne seras pas rejeté socialement. Du peux vivre ta vie complètement à tous les niveaux et te sentir bien.

Cétose, poids et santé

Quand les repas sont riches en glucides, le pancréas produit de l'insuline. Cela ordonne aux cellules de s'ouvrir et de stocker du glucose. Un régime cétogène au contraire met de côté presque tous les glucides de ton alimentation et l'insuline n'est plus produite. L'absence d'insuline signal au foie de produire des corps cétogène. Le résultat: Les corps gras deviennent carburants pour la production des corps cétogène et tu mincis !

« Pour perdre du poids il faut manger moins de calories et moins gras » jurent les régimes classiques. Cette méthode fait sur le plan théorique peu de sens. Personne n'a jamais perdu du poids en réduisant l'apport calorique sans reprendre le double après coup. À quoi cela est-il dû ? Pour réussir à brûler la masse grasse il faut pouvoir l'atteindre. Un régime hypocalorique contient des glucides donc les cellules graisseuses ne peuvent être atteintes.

Le régime cétogène n'est pas seulement utile pour la perte de poids mais présente aussi des avantages pour la santé.

1. Les maladies neurologiques

Le cerveau a besoin de matières grasses saines afin de pouvoir faire les connections entre les neurones. Le régime était prescrit au début du XXe siècle aux enfants atteints de d'épilepsie afin de les guérir.

Aujourd'hui les « thérapies régimes » sont remplacées par les thérapies médicamenteuses et c'est pourquoi le régime cétogène n'est plus prescrit, pourtant les parents ont de plus en plus recours à ce genre de thérapies, plus naturelles. Des études nouvelles montrent d'ailleurs que le régime cétogène pourrait guérir Alzheimer.

2. Le Diabète de type deux

Chez les personnes atteintes du diabète de type deux les cellules ne réagissent plus à l'insuline. Nous parlons alors d'insulino-résistance. En l'absence de ce signal, le glucose est stocké de manière trop importante dans le sang et cause la corrosion des vaisseaux sanguins, une mauvaise circulation du sang et peu rarement l'amputation. Une longue absence d'insuline dans le corps lui permet pourtant de réagir plus rapidement à celle-ci. Malheureusement peu de médecins recommandent cette méthode peu coûteuse et naturelle.

3. Les maladies hormonales

Les hormones subsistent grâce aux cellules graisseuses. La testostérone et les œstrogènes sont produits à partir du cholestérol. Quand nous donnons à notre corps 70 % de bons gras il a suffisamment de matières pour fabriquer les hormones. Un taux d'hormone pondéré signifie plus d'énergie, une meilleure concentration, un bien-être visible, une peau sans défauts et une thyroïde saine.

La cétose et le sport

Pendant le régime cétogène, la condition physique est améliorée. Nous pouvons le constater graves à ces trois points:

a) La cétose est plus efficace que le glucose. Les corps cétogènes consomment plus d'énergie.

b) Plus d'hormones pour un coup de Boost. Un régime c'étogène permet aux hormones de trouver l'équilibre. Cela a pour conséquence de stimuler la dopamine et la testostérone et permet de trouver plus de force et de motivation pendant une séance de sport.

c) L'oxygénation augmente. Des études scientifiques prouvent que l'oxygénation atteint son maximum. En conséquence de cela plus de substances toxiques sont rejetés et cela permet une meilleure oxygénation des cellules. En d'autres mots, l'endurance est améliorée.

Au début d'un régime cétogène le corps doit s'adapter au changement. Jusqu'à ce que cette adaptation soit faite, tu pourras te sentir un peu plus faible et tu devras faire moins d'exercice. Ensuite quand ton corps se sera habitué à ce nouveau régime tu sentiras un réel progrès sur ta condition physique et tu te sentiras encore plus fort.

Un manque de tonus est un des effets secondaires qui peut être rencontré lors de cette phase transitoire. Nous allons dans le prochain chapitre parler des autres effets secondaires que tu pourrais rencontrer et comment y remédier.

Effets secondaires possibles

Un manque de tonus ou des vertiges sont de symptômes qui peuvent apparaitre quand on commence un régime cétogène. Ces symptômes sont souvent appelés Grippe-cétogène car les symptômes ressemblent à ceux de la grippe.

Nous allons voir pourquoi cette « grippe » survient et comment surmonter les symptômes qui y sont liés.

La grippe cétogène

L'alimentation cétogène est un changement pour le corps. Pour s'y habituer et produire des corps cétogène le foie a besoin de produire des enzymes spécifiques. Ces enzymes ne sont pas disponibles de la même façon et le foie ne peut pas les produire tout de suite. Cela dure en général quelques jours, c'est pourquoi la grippe-cétogène apparait. Elle dure en général deux à sept jours et dans certains cas jusqu'à deux semaines. Les symptômes sont :

- Un manque de tonus

- Des mots de tête

- Des vertiges

- Des nausées

- Diarrhée ou constipation

- Des insomnies

- Une mauvaise haleine

La grippe cétogène est d'un autre coté la preuve que le régime fonctionne. Le corps n'a besoin que de quelques jours pour fabriquer les bonnes enzymes afin de tout ramener dans l'ordre et de retrouver le bon équilibre. La bonne nouvelle est que tu peux aider ton corps à retrouver son équilibre plus rapidement.

Pour cela il faut :

- Boire beaucoup d'eau. Prépare toi une « céto-nade » avec une cuillère à café de sel dans un litre d'eau, ajoutes à cela un citron vert ou jaune pressé.

- Prends du magnésium. Cela fonctionne miraculeusement contre les maux de tête et les nausées et cela protège le foie

- Bois des bouillons. Tu peux les préparer rapidement grâce aux bouillons-cubes (fais attention cependant à leurs haute teneur en sel). Au mieux prépares les à partir des os de poulet qui ne sont pas seulement riches en collagène (ce qui rajeunit la peau) mais aussi en électrolytes dont ton corps à besoin pour combattre la grippe-cétogène.

La grippe-cétogène fais malheureusement partie du processus. Mais ne te fais de soucis, des que tu l'auras surmontée tu te sentiras en très grande forme, tu réussiras à mieux te concentrer et tu n'auras plus autant besoin de sommeil. Tiens le coup et gardes les avantages de la cétose en tête.

La cétoacidose survient très rarement. Cependant il faut être averti car cela peut être très dangereux pour la santé. Les personnes atteintes du diabète de Type 1 sont particulièrement des personnes à risque. Pour les personnes atteintes du diabète de type 2, un régime cétogène doit être surveillé par un spécialiste.

Si ces symptômes surviennent :

- Soif excessive et besoin d'uriner très fréquemment

- Vomissements

- Crises d'étouffements

- Désarroi

- Maux de ventre

Consultes au plus vite un médecin ou rends-toi à l'hôpital.

Liste des denrées alimentaires

Autorisé:

Protéine:

- Volailles: dinde ou poulet par exemple, viande bovine, porc et mouton

- Poisson: saumon sauvage, thon, Sardine, fruits de mer, etc.

Important: Achètes de la viande biologique, nourrie biologiquement. Les animaux sont souvent nourries d'hormones et même parfois d'antibiotiques.

Epices et aromates:

- ail, sel, poivre, herbes fraiches, toutes les épices qui rendent ton repas appétissant !

Légumes:

- Choux-fleur, Broccoli, Salade: mâche, salade eisberg, avocat, oignon de printemps, céleri, chou-rave, concombre, courgette.

Graisses insaturées:

- Huile de noix de coco, huile d'olive, Ghee, beurre, saindoux (volaille), huile d'avocat, huile de poisson.

Pendant longtemps certains acides gras comme le beurre, le saindoux et huile de noix de coco étaient conspirées comme malsain. Pourtant ce ne sont pas ces acides gras qui causent les maladies mais plutôt la combinaison de ceux-ci avec des féculents et des sucres. Le régime cétogène empêche ces combinaisons toxiques. Tu n'as donc pas à avoir peur en mangeant ces acides gras.

Autorisé avec modération

fruits secs: Amandes, noix de macadamia, graines de courge, graines de tournesol, noix, noix de décan, pistaches, noix de cajou.

Légumes:

-   Choux de Bruxelles, oignon, échalote, poivron, chou, fenouil, Aubergine, Tomate, champignons, citrouille, artichauts, olives

-

Baies

-   myrtilles, mures, fraises, cranberry

Fruits(quantités très modérées, comme récompense):

-   Pommes, nectarines, kiwis, orange, raisin, prunes, cerises, morellos, pastèque, melon

Alcool (très modéré, à savourer):

-   Vins secs, spiritueux non sucrés.

1. **Fruits et légumes:** Pommes de terre, patate douce, poire, raisin et raisin sec, ananas, bananes, papayes, mangues

2. **Farines et féculents: Riz**, amarante, blé, orge, céréales, pain (même complet), avoine, épeautre, sarrasin, quinoa, Couscous, Boulgour, biscottes, biscuits, pâtes , pizza, pâtes, gâteaux et tartes

3. **Produits riche en sucre:** chocolat au lait, bonbons, sucreries

4. **Produits à base de lait non fermenté:** Lait, yaourt, yaourt aux fruits (même si c'est « naturel » ou « bio »).

5. **Boissons:** Bierre, nectars de fruits et jus de fruits, boissons gazeuses, vins moelleux, vins pétillants, champagnes etc.

6. **Autres:** Plats préparés, produits allégés (0,1% de matière grasse ou « low carb »)

Question: Pourquoi avons-nous le droit de
manger du fromage et de la crème mais pas de
lait ?

Réponse: Car le lait contient du lactose, ce que
l'on considère comme du sucre. Les bactéries
contenues dans les fromages se nourrissent du
lactose, il n'y a donc pas de glucides dans le
fromage. La crème est la matière grasse du lait et
les matières grasses se dissocient des liquides
(qui contient le lactose).

Conseils pour les courses

Il faut avouer que le régime cétogène n'est pas le régime le moins cher. Les pommes de terre, le riz et les pâtes sont les denrées alimentaires les moins chères et nous allons devoir les remplacer par du fromage et de la viande. Toutefois même si les dépenses pour l'alimentation sont plus élevées tout est une question de point de vue: en effet les denrées alimentaires les moins chères sont souvent de mauvaise qualité et quand nous faisons l'effort d'acheter des produits plus chers c'est pour notre santé que nous oeuvrons.

Voici quelques conseils tout de même pour contrôler tes dépenses:

- Achètes des viandes « natures », sans sauces ou marinades. Repères les viandes et poissons qui sont en promotion, il y en a souvent au rayon frais.

- Achètes des fromages communs et non des spécialités qui sont souvent plus chères.

- Achètes peu de noix. Il est vrai qu'elles rendent les plats plus appétissants mais elles doivent de toute façon être consommées en petite quantité. Alors n'achètes pas des grosses quantités de noix.

- Achètes des poissons en conserve. Sois bien sur que le poisson ne contienne pas d'additifs alimentaires. Le poisson congelé coûte souvent plus cher et n'a pas très bon goût.

- Cuisines plus rarement mais en plus grosses quantités. Quand tu achètes pour faire de petits plats, c'est souvent plus cher. En achetant pour faire de grosses quantités tu feras des économies (d'argent, de temps et donc d'énergie). En effet quand tu prépares deux portions d'un coup, tu peux emporter ton repas pour le lendemain directement.

Le principe du régime cétogène

En principe ton alimentation devrait être composée d'environ 10 % de glucides. Que cela représente t'il ?

Nous allons comparer cela un régime classique. Celui-ci se compose d'environ 50 % de glucides, 30 % de protéines et 20 % de lipides. Un régime cétogène au contraire se compose d'environ 70 % de lipides, 25 % de protéines et 5 % de glucides. La différence est remarquable.

Cette quantité de glucides varie en fonction de ton objectif mais ne doit pas être supérieure à 10%. Il existe des régimes "low carb" ou la quantité de Glucides diffère. Mais un régime cétogène correct se compose d'environ 5 % de glucides, ces 5 % sont indispensables pour permettre au corps de produire assez de cétones qui vont pousser le corps à puiser dans les réserves de graisses. Plus la quantité de glucides ingérée est basse, plus on maigrit.

bien que le régime cétogène repose sur une alimentation grasse cela ne veut pas dire que l'on peut manger sans limite. Nous devons respecter l'apport calorique journalier. Combien de calories contiennent les nutriments ?

1 g de glucides =4.1 kcal

1g de lipide = 9.3 kcal

1g de protéine =4.1 kcal

1 g de lipides contient le double de calories si on le compare à 1 g de glucides. Les partions sont plus petites mais nous sommes rassasiés plus vite.

L'apport calorique journalier d'une personne adulte est d'environ 2000 calories. Comment convertir les pourcentages en calories ? Ce Calcul va nous aider à y voir plus clair.

70 % de calories provenant des lipides = 0.70 x2000 (apport journalier)= 1400 calories

25% de calories provenant des protéines = 0,25 x2000 = 500 calories

5% de calories provenant de glucides = 100 calories

Maintenant nous allons convertir ces calories en grammes

Glucides: 100 kcal / 4 calories = 25 grammes

Protéines: 500 kcal /4 calories = 125 grammes

Lipides: 1400 /9,3 calories = 150 grammes

Comment vérifie t'on la teneur en glucides, lipides et protéines d'un produit ? Toutes les denrées alimentaires ne sont pas étiquetées, pour avoir une idée de la valeur nutritive de ces produits nous pouvons-nous reporter à la page suivante : https://www.lanutrition.fr/les-aliments-a-la-loupe

Les proportions de glucides, de protéines et de lipides sont les clés d'un régime cétogène. Estimes ton apport calorique journalier et calcule les proportions, les grammes de glucides, de lipides et de protéines dont tu as besoin.

Recettes

Pain cétogène

Il est important de bien savourer le petit déjeuner. Avec cette recette super facile tu oublieras les produits à base de farine ce petit pain remplacera parfaitement aussi bien le. pain traditionnel pour le petit déjeuner que celui pour faire les hamburgers.

Temps de préparation: 3 minutes

Portion: 1

1 œuf

1 càs de farine d'amande

1 càc de psyllium

1 càs de beurre liquide

1/4 de càc de levure chimique

Bien mélanger tous les ingrédients dans un bol et mettre au micro-ondes pour une minute.

Recouvres le bol d'une assiette et retourne le . Le pain se décolle tout seul, coupes le en deux moitiés et savoure le.

Valeur nutritionnelle pour une portion : 250 calories; 25 g de lipides; 6 g de glucides, dont 0 g de sucre ; 12 g de protéines.

Pain « nuage »

Ce pain n'a certes pas le goût d'un pain traditionnel mais à une consistance douce et est parfait pour le petit déjeuner.

Temps de préparation : 30 minutes

Portions: 5

3 càs de fromage frais

3 œufs, séparés

1/4 de càc de levure chimique

Préchauffez le four à 150°. Couvrir la plaque d'un papier cuisson. Séparer le blanc des jaunes des œufs. Battre les blancs en neige. Battre les jaunes d'œuf et le fromage frais dans un bol séparé. Mélanger les deux préparations à l'aide d'une cuillère à soupe. Former 6 grosses boules ou neuf boules moyennes sur la plaque. Cuire 15 minutes au four. Laisser refroidir.

Valeur nutritionnelle par portion : 67 calories; 25,5 g de lipides; 2g de glucides, dont 0 sucres; 21g de protéines.

Œuf/ mayonnaise

Une idée simple mais savoureuse pour le petit déjeuner. Les œufs Mayo se dégustent idéalement, froids. Pour cela les préparer le soir est idéal.

Temps de préparation: 40 minutes

Portions : 2

4 œufs

1 càs de mayonnaise

Une pincée de sel

1 càc de herbes aromatiques

Cuire les œufs durs. Enlever la coquille des œufs dans de l'eau glacée. Couper les œufs durs en deux. Enlever le jaune d'œuf à l'aide d'une cuillère et mettre dans un bol. Arranger les blanc dans une assiette. Mélanger la mayonnaise, le sel et les herbes et les incorporer délicatement sur le blanc d'œuf. A conserver au froid et à déguster dans les deux jours.

Valeur nutritionnelle par portion : 248 calories; 20g de lipides;12 g de protéines;3 grammes de glucides,dont 0 sucres.

Muesli coco

Une alternative exotique au muesli traditionnel riche en glucides. Préparer une grosse quantité de muesli coco et conserver dans un récipient hermétique afin d'en avoir à disposition le matin.

Temps de préparation: 10 minutes

Portions:8

4 tasses de chips de noix de coco

1 tasse de noix

1 càc de cannelle

Lait d'amande sans sucre

Préchauffer le four à 190°c et couvrir la plaque d'un papier cuisson. Étaler les chips de noix de coco et les noix sur la plaque. Laisser rôtir environ 5 minutes au four. Saupoudrer avec la cannelle. Servir une portion dans un bol avec du lait d'amande. Conserver le reste dans un récipient hermétique, dans un endroit sec.

Valeur nutritionnelle par portion (sans lait d'amande) : 238 calories; 14 g de lipides; 8g de glucides, dont 2g de sucres; 4 g de protéines.

Thon à tartiner

Temps de préparation: 5 minutes

Portion: 1

1 demi boîte (environ 80g) de thon

1 càs de mayonnaise

1 càc de cornichon sans sucre, coupé en dés

Égoutter le thon. Mélanger tous les ingrédients.

Valeur nutritionnelle par portion: 98 calories; 5g de lipide; 6 grammes de protéines; moins d'1 gramme de glucides.

Idées pour les salades:

Salade fraiche aux pommes (entrée)

Temps de préparation: 10 minutes

Portion: 1

80g de feuilles de salade mélangées

1/2 pomme coupée en fines lamelles

100g de feta coupé en dés

1 càs de noix, coupés grossièrement

1 cas d'huile d'olive

1 cuillère à café de jus citron fraichement pressé

Mélanger tous les ingrédients dans un saladier et servir directement.

Valeur nutritionnelles par portion: 356 calories; 36 grammes de lipides; 14 grammes de glucides, dont 5 grammes de sucres; 21 grammes de protéines.

Salade César

temps de préparation: 5 minutes

portion: 1

60g de blanc de poulet, cuit et coupé en dés

1 poignée de feuilles de salade

1 Càs de parmesan rapé

quelques brins de ciboulette, ciselés

1/2 poivron, coupé en lamelle

1 càs d'huile d'olive

1 càc de citron fraichement pressé

Mélanger tous les ingrédients dans un saladier

Valeur nutritionnelle par portion: : 246 calories; 16g de lipides; 4g de glucides, dont 2g sucres; 18g de protéines.

Salade de thon, olives et feta

Temps de préparation: 5 minutes

Portion: 1

70g de feuilles de salade mélangées

1/2 boite de thon, égouttée

70 g de feta, coupé en dés

5 olives, dénoyautée, coupées en fines lamelles

1 càc de persil, haché finement

1 càc d'huile d'olive vierge

1 càc de jus de citron fraichement pressé

Sel et poivre

Mélanger tous les ingrédients dans un saladier.

Valeur nutritionnelle par portion: 430 Calories; 36g de lipides; 4g de glucides, dont 3g de sucre; 32g de protéines.

Super Salade Cétogène

Temps de préparation: 20 minutes

Portion: 1

80 g de feuilles d'épinard

1/2 avocat, coupé en dés

2 tranches de bacon

1 oeuf dur, coupé en tranche

40g de fromage rapé

5 olives, dénoyautées, coupées en lamelles

1 gousse d'ail, écrasée

1 càs d'huile d'olive

1 càc de jus de citron pressé

sel et poivre

Faire revenir les tranches de bacon à la poêle, à feu doux

Déposer tous les ingrédients sur les feuilles d'épinards, assaisonner et déguster.

Valeur nutritionnelle par portion: 403calories; 52g de lipides; 8g de glucides, dont 0g de sucres; 50g de protéines.

Plats principaux

Pizza « low-carb » à partir d'une pâte au fromage

Préparer les pizzas la veille pour les manger le lendemain midi. Les pizzas peuvent facilement se réchauffer au micro onde . Les pizzas peuvent se déguster comme des « margueritas » ou entre accompagnée de salami et olives.

Temps de préparation: 30 minutes

Portions: 2

3 tasses de mozzarelle râpée

1 càs de parmesan râpé

1/2 tasse de sauce tomate

1 càc d'épices pour pizza

1 càc de ail en poudre (optionnel)

Préchauffer le four à 200°C et couvrir la plaque d'un papier cuisson. Etaler la mozzarella de façon à former un cercle pour que cela ressemble à une pizza. Faire des trous dans la pâte. Saupoudrer d'ail et d'épice et enfourner 15 minutes jusqu'a ce que la mozzarella fonde et deviennent dorée sur les bords. Laisser refroidir 2 à 5 minutes. Etaler la sauce tomate sur la pâte au fromage et ajouter le parmesan râpé. D'autres ingrédients comme du salami, des olives ou des poivrons peuvent être ajoutés au dernier moment sur la pizza. Enfourner le tout encore quelques minutes (2 ou 3 minutes). Couper ensuite la pizza en plusieurs parts. Déguster une moitié de pizza directement et conserver le reste pour le lendemain.

Valeur nutritionnelle par portion (sans suppléments) : 324 calories ; 20g de lipides; 4g de glucides, dont 1g de sucre; 33g de protéines.

Pizza low-carb à base de chou fleur

Une alternative saine et gouteuse à la pizza traditionnelle. Sois créatif et écoutes tes envies pour les suppléments (tant que cela reste low-carb)

Temps de préparation: 50 minutes

Portions: 2

400 grammes de chou fleur

2 oeufs

1 Càc d'origan

100 grammes de mozzarella

1 Càs de parmesan

6 tranches de bacon

6 cas de sauce tomate

Préchauffer le four à 180°C et couvrir la plaque d'un papier cuisson. Couper le chou-fleur grossièrement, plonger dans de l'eau bouillante et cuire pendant 8 minutes. Egoutter le chou et laisser refroidir. Presser le chou à l'aide d'une fine passoire ou d'un torchon sec. Presser le chou-fleur afin d'obtenir une consistance ferme. Mélanger le chou-fleur refroidi avec les oeufs, le parmesan, l'origan, le sel et le poivre dans un saladier. Etaler la pâte sur la plaque et et enfourner 25 minutes.

Etaler la sauce tomate sur la pâte. Disposer la mozzarella et le parmesan et ré-enfourner pour 10 minutes

Valeur nutritionnelle par portion: 400 calories; 30g de lipides; 11g de glucides, dont 3g de sucres; 30g de protéines.

Filets de poulet cuits au four et farce épinard

Cuire deux filets de poulet et en conserver 1 pour le lendemain (pour la salade au poulet)

2 gros filets de poulet, incisés

1 poignée de feuille d'épinard, coupée

2 Càs d'huile d'olive

60 g de gouda, coupé en dés

4 Càs de parmesan, rapé

1 gousse d'ail, pressée

4 tranches de bacon

Préchauffer le four à 190°c. Huiler le plat. Bouillir les feuilles d'épinard rapidement pour qu'elles soient moelleuses. Laisser refroidir les feuilles. Mélanger le gouda, le parmesan et les feuilles d'épinard refroidies dans un saladier et disposer la préparation sur les filets de poulet incisés. Refermer les filets de poulet et les entourer de deux tranches de bacon. Poser les filets dans le plat et enfourner 20 minutes.

Valeur nutritionnelle par portion: 540 calories; 35g de lipides; 4g de glucides, dont 1g de sucres; 54g de protéines.

Boulettes de viande aux épices

Temps de préparation: 20 minutes

Portion: 2

220g de viande hachée

1 oeuf

1 Càc de coriandre, coupée finement

1 càc de thym frais

1 gousse d'ail, pressée

1/2 Càc de oignon en poudre

1 Càc de paprika

1/2 Càc d'origan

Sel et poivre

Préchauffer le four à 180°c. Couvrir la plaque de cuisson d'un papier cuisson. Mélanger tous les ingrédients dans un saladier. Faire des boulettes de viandes (environ 4 cm de diamètre) à partir de cette préparation. Enfourner les boulettes environ 15 minutes. SI ce n'est pas encore cuit, laisser au four quelques minutes de plus.

Valeur nutritionnelle par portion: 340 Calories; 26g de lipides; 0g de glucides; 32g de protéines.

Lasagne aux légumes

Temps de préparation: 40 Minutes

Portions: 2

1 courgette

80g de broccoli

100g de champignons

2 tasses de feuilles d'épinard

2 gousses d'ail pressées

1 oeuf

2 Càs de beurre liquide

100 ml de crème fraîche

120g de fromage rapé

6 Càs de parmesan rapé

Sel et poivre

Préchauffer le four à 200°C et huiler le plat. Couper en morceaux tous les légumes et disposer une partie des morceaux dans le plat, disposer le fromage et le parmesan sur cette première couche de légume et continuer ainsi en alternant les légumes et le fromage.

Mélanger l'oeuf, le beurre et la crème fraiche et verser sur les légumes disposer une dernière couche de fromage et enfourner 20 minutes. Cuire selon besoin jusqu'a ce que les légumes soient cuits.

Valeur nutritionnelle par portion: 652 Calories, 53g de lipides, 9g de glucides, dont 3g de sucres, 23g de protéines.

Terrine aux fines herbes

Temps de préparation: 60 minutes

Portion: 2

500g de viande hachée

1 Càc d'herbes de Provence

1/2 Càc d'aneth, finement, haché

1/2 Càc de persil, finement haché

1/2 oignon, coupé en dés

1 oeuf

Sel et poivre

Préchauffer le four à 180°C et huiler un moule à gâteaux. Faire revenir les oignons avec un peu de ghee ou de beurre à feu doux. Laisser refroidir sur une assiette.

Mélanger les ingrédients restants et les oignons refroidis. Rajouter le sel et le poivre et faire revenir la viande hachée rapidement à la poêle.

Verser la préparation dans le moule et enfourner 35 minutes, jusqu'à ce qu'une croûte se forme.

Valeur nutritionnelle par portion: 637 calories; 32g de lipides; 3g de glucides, dont 1g de sucres; 56g de protéines.

Boulettes de viande au fromage

Temps de préparation: 40 minutes

Portions: 2

220g de viande hachée de poulet

4 Càs de mozzarella râpée

3 Càs de parmesan râpé

2 Càs de crème fraîche

4 tranches de gouda coupées en lamelles

1 gousse d'ail, pressée

Une Pincée d'oignon en poudre

1 Càc d'herbes aromatiques italiennes

1 Oeuf

Poivre et sel

Préchauffer le four à 200°c. Mélanger tous les ingrédients dans un saladier. Former environ 20 boulettes a l'aide de paumes de mains humidifiées. Disposer les boulettes sur une plaque de cuisson préalablement couverte de papier cuisson et enfourner la plaque pour environ 20 minutes. Sortir la plaque du four, disposer les lamelles de fromage sur les boulettes et ré-enfourner 3 minutes.

Le lendemain les boulettes peuvent être réchauffer au micro-ondes.

Valeur nutritionnelle par portion: 508 calories; 31g de lipides; 3g de glucides, dont 1g de sucre; 53g de protéines.

Filets de saumon au four

Temps de préparation: 20 minutes

Portion: 2

2 filets de saumon sauvages

1/2 tomate, coupée en tranche

2 Càs d'huile d'olive

1 Càc de romarin

1 Càc de persil

Le jus d'1/2 citron

Préchauffer le four à 180°c. Placez les filets de saumon sur une feuille d'aluminium. Déposer les tranches de tomates sur le saumon. Assaisonner les filets avec l'huile d'olive, les herbes et le jus de citron. Fermer les papillotes d'aluminium et enfourner pour 25 minutes.

Servir accompagné de légumes (épinards ou brocolis par exemple)

Valeur nutritionnelle par portion: 587 calories; 41g de lipides; og de glucides; 50g de protéines.

Hamburger Low-carb

Pour le hamburger low carb, le pain « cétogène » ou le pain « nuage » conviennent parfaitement. Pour un temps de préparation moindre, utiliser des feuilles de salade en guise de pain.

Temps de préparation: 12 minutes

Portion: 2

250g de viande haché (boeuf)

2 tranches de fromage au choix

2 Càs de fromage frais

2 tranches de tomate

2 morceaux d'oignon tranché

Sel et poivre

Mélanger la viande, le sel et le poivre dans un saladier et former deux hamburgers. A feu doux et avec un peu d'huile faire cuire la préparation environ 4 minutes de chaque coté.

Servir le hamburger avec une tranche de fromage, 1 Càs de fromage frais, une tranche d'oignon et une tranche de tomate.

Le lendemain le hamburger peut être réchauffé au micro-ondes.

Valeur nutritionnelle par portion: 387 calories; 25g de lipides; 4g de glucides, dont 0g de sucre; 36g de protéines.

Le challenge

Le challenge doit pouvoir t'aider à tenir le coup et à profiter pleinement de ton régime. Chaque jour, je vais te proposer des menus. Tous les jours nous allons également aborder un sujet différent et te préparer à surmonter les obstacles que tu pourras rencontrer.

Même tu n'es pas le type de personne qui tient un journal alimentaire, je te conseille de jouer le jeu et d'essayer d'en tenir un. Un journal alimentaire est un outil précieux quand à la perte de poids. Cela peut t'aider à comprendre pourquoi tu n'arrives pas à perdre et à comprendre ta faim, si elle est émotionnelle ou pas.

Procures toi un carnet ou crée un dossier word sur ton ordinateur. Essayes d'écrire au moins une demi page tous les jours du challenge afin de mettre tes émotions à plat. Le journal doit te servir pour exprimer tes émotions (même négatives). Par exemple: « aujourd'hui, je commence le challenge. Je suis curieuse. Et si je n'y arrivais pas ? » Un problème exprimé est à moitié résolu.

Planifier

Accroches ton programme au mur (sur le frigo par exemple ou au dessus des ton bureau). Le mieux est de l'accrocher afin de pouvoir le voir tous les jours. Tu peux aussi utiliser un application sur ton téléphone.

Vas au supermarché et procures toi tous les aliments dont tu as besoin pour les prochains jours. Procures toi également du magnésium et de l'électrolyte si tu n'en as pas encore.

Rends toi la vie plus facile en cuisinant à l'avance. Tout est conçu de cette manière dans le programme !

Jour1 – Savourer

<u>To-Do-Liste</u>

- Manges trois repas

- Cuisines 3 repas

- Ecris dans ton journal

- Inscris-y ton poids

<u>Menu</u>

- Petit-déjeuner: 2 oeufs brouillés, 2 tranches de fromage et deux tranches de jambon

- Déjeuner: Salade fraiche aux pommes

- Dîner: Filets de poulet farcis (Préparer deux portions à conserver pour le lendemain)

Aujourd'hui, c'est ton premier jour et nous allons faire en sorte qu'il commence bien! Dès le matin, nous mettons de coté le pain et rentrons tranquillement en cétose avec la pomme du midi. Le soir tu as le droit à un repas très savoureux qu'il faudra savourer!

Tu vas bientôt pouvoir fêter ton premier jour de challenge. Lors du dîner, tamise la lumière, sors une jolie nappe et allumes des bougies afin de savourer ton repas! Tu le mérites!

Check-In

- As tu savourer le dîner de la veille?

- As tu écris dans ton journal?

To-Do-Liste

- Manges 3 repas

- Prépare du bouillon pour les jours à venir

- Le soir, préparer 4 oeufs, préparer avec les oeufs mayonnaise et conserver pour 3 jours

Menu

- Petit déjeuner: Pain cétogène et fromage frais, 2 tranches de fromage et 2 tranches de jambon, 1 feuille de salade

- Déjeuner: Salade césar et poivrons

- Diner: Pizza low-carb (préparer directement 2 pizzas)

La grippe cétogène commencera probablement demain. Dis à ta famille et à tes amis que tu as commencé un nouveau régime et que tu te réjouis. Dis leur également que tu risque de ne pas te sentir très bien mais que cela est normal, que tu es préparée et que tu as acheté tout ce qu'il faut. Comme cela il ne se feront pas de soucis!

Pourquoi cela est-il important ? Socialement, la grippe cétogène est jugée dangereuse et tes amis et ta famille pourraient vouloir te dissuader de faire ce régime « comment est ce que ce régime peut être sain si tu as tous ces symptômes? » Ne te laisse pas décourager et gardes ton objectif en tête. La grippe cétogène est surmontable. C'est, si on peut dire, la tempête avant le beau temps, un temps encore plus dégagé qu'avant.

<u>Check-In</u>

- Comment s'est passé ton deuxième jour? Décris-le.

- As-tu tenu ton journal? Si non, qu'est ce qui t'en a empêché?

<u>To-Do-Liste</u>

- Manges 3 repas

- Bois beaucoup d'eau et de bouillons

- Prends du magnésium

<u>Menu</u>

- Petit déjeuner: œufs mayonnaise (4 moitiés), pain « nuage » et fromage frais

- déjeuner: Lowcarb-Pizza

- Diner: Boulettes de viande aux épices (Prépares en assez pour 4 jours)

Pour la plurent des gens, c'est aujourd'hui que commence la Grippe cétogène. C'est le signe que tu fais tout correctement. Ton corps doit fabriquer les enzymes nécessaires.

Aide ton corps à surmonter cette difficulté en buvant beaucoup d'eau, une cotonnade (1 Càc de sel pour 1 litre d'eau), prends du magnésium et prépares toi un

bouillon. Ceux-ci font des miracles contre le mal de
tête et les autres symptômes.

To-Do-Liste

- Manges tes 3 repas

- Bois beaucoup d'eau et de bouillons

- Bois la cétonade

Menu

- Petit-déjeuner: Oeufs mayonnaise, pain « nuage » et fromage frais

- Déjeuner: Boulettes de viande aux épices

- Diner: Lasagne aux légumes (à préparer pour 5 jours)

Deviens membre de la « céto-communauté ». Tu peux trouver beaucoup de blogs, chaînes youtube et forums. Pourquoi cela est-il important? Afin de surmonter les moments difficiles que tu dois vivre à présent . Cela aide toujours de lire ou d'entendre les histoires des autres. Comment ont-ils surmonter la grippe cétogène? Q'ont ils eu comme symptômes ? Comment se sentent ils maintenant? C'est rassurant de savoir que l'on est pas seul.

Fais tu déjà parti d'une communauté ? C'est le moment parfait pour t'y replonger sérieusement.

Fais toi une place confortable dans ton lit ou
canapé et lis des témoignages. Profites de ce
temps!

To-Do-Liste

- <u>M</u>anges 3 repas

- Bois la cétonade et et prends du magnésium

- bois beaucoup d'eau

Menu

- Petit déjeuner: 2 saucisses (sans sucres) et pain « nuage »

- Déjeuner: Lasagne aux légumes

- Diner: Terrine aux fines herbes

Cinq jours déjà sans que tu ne manges de sucre. Lors d'un régime cétogène, l'envie de sucre est très forte au début car le corps ne trouve plus de glucose et envoies des signaux afin que tu lui en donnes. Comme après une relation toxique lorsque ton ex essai de te reconquérir. Ta dépendance à celui-ci est mis à rude épreuve. Mais tu as mis un terme à cette relation, tu sais que tu mérites mieux que cette relation ne t'a rien apporté et qu'il n'y a pas de retour possible.

Même si ces deux relations sont comparables, ta consommation de sucre et l'envie de la stopper est bien plus sérieuse. Le sucre provoque les mêmes symptômes que d'autres addictions comme la drogue. Le sucre est la cause de beaucoup de maladies comme le diabète de type 2 par exemple et de plus en plus d'enfants les développent.

Tu n'as donc rien à perdre en arrêtant le sucre. A contraire tu donnes l'occasion à ton corps de se régénérer. Tu seras en meilleure santé et plus mince .

<u>Check-In</u>

- As tu écris dans ton journal alimentaire ?

- As tu ressenti une envie de sucre? Décris dans ton journal ce que tu as ressenti à ce moment. T'es-tu senti dépendant ? Irritable ?

<u>To-Do-Liste</u>

- Manges 3 repas

- Bois beaucoup d'eau, de bouillons

- Prends du magnesium

<u>Menu</u>

- Petit déjeuner: 2 oeufs brouillés ou muesli coco

- Déjeuner: Terrine aux fines herbes

- Diner: Boulettes de viande

Beaucoup de gens n'arrêtent pas tant qu'ils n'ont pas atteint leur objectif. Ils ne se laissent pas décourager grâce à leurs caractères. Tout le monde n'est pas de nature aussi ambitieuse. En effet beaucoup de personnes n'osent pas surmonter les difficultés car ils pensent qu'ils n'y arriveront pas.

Te retrouves tu dans cette description ? N'abandonnes pas trop vite et habitues toi à l'idée que tu peux devenir meilleur. Tu peux définir tes limites et les dépasser. Tiens le coup!

Check-In

- As tu tenu ton journal alimentaire?

- Allais tu craquer? Qu'as tu ressenti? Le sucre jouait-il un rôle dans ce revirement de situation? ? Décris ton ressenti dans ton journal.

To-Do-Liste

- Manges 3 repas

- Prends du magnésium et de l'électrolyte

- Prépare toi à une « récompense »

- Cuits 4 oeufs

- Lis ton journal

Menu

- Petit-déjeuner: Pain « nuage » et fromage frais, 2 tranches de fromages et 2 tranches de jambon ou muesli coco

- Déjeuner: Boulettes de viande

- Diner: Filet de saumon sauvage accompagné de légumes

Félicitations! Tu en es à une semaine de challenge! Cela n'a pas du être simple et peut être que tu ne t'es pas encore totalement remis de la grippe mais tu as parcouru un long chemin et tu dois le fêter!

Mets la table comme la première fois et régales tes papilles avec ce bon filet de saumon! Tu peux t'offrir un bon verre de vin sec et si tu en as l'envie tu peux terminer ton repas par un carré de chocolat noir!

Check-In

- As tu lu ton journal ? Remarques tu des changements?

To-Do-Liste

- Manges 3 repas

- Marques ton poids dans ton journal

- Continuer, si besoin, de prendre du magnésium et de boire des bouillons

Menu

- Petit dejeuner: 2 oeufs durs ou muesli coco

- Déjeuner: Salade fraîche et filet de saumon

- Diner: Hamburger Low carb

Le sucre a plusieurs noms et formes: Lactose, glucose, saccharose etc. C'est bien connu, nous mangeons bien trop de sucre. Il se trouve bien évidemment dans les sucreries et les pâtisseries mais aussi dans les yaourts aux fruits, le muesli, les jus, le ketchup et dans les plats préparés.

Arrêter le sucre est du coup bien plus facile à dire qu'a faire. Cependant cette même phrase devrait nous pousser à réfléchir sur notre alimentation (Sommes-nous bien au courant de ce que nous mangeons? Voulons-nous être des victime de la consommation de sucre?)

To-Do-Liste

- Manges 3 repas

- Ecris dans ton journal

Menu

- Petit déjeuner: 2 oeufs durs ou 2 saucisses avec des tomates cerises et de la féta.

- Déjeuner: Hamburger Lowcarb

- Diner: Pizza à la pâte au chou-fleur

Sortir avec des amis qui ne font pas de régimes est un sujet très peu abordé. Pourtant ce genre de situation peut être fatale pour les régimes, car tu ne sais pas comment agir. D'un coté tu ne veux pas faire d'écarts à ton régime et d'un autre coté tu ne veux pas être mal à l'aise. Si tu n'arrives pas à dire que tu fais un régimes, dis simplement que tu a des maux de ventre et que tu préfères laisser les pommes de terre et le riz de coté. Tu peux aussi dire qu'il y a des aliments que tu ne supportes pas.

Si tes amis ont déjà réservé une table à la pizzeria, ne restes pas seul à la maison. Manges une entrée à la maison et commandes ensuite une salade à la place de la pizza.

Check-In

- As tu toujours des envies de sucres? Décris-cela dans ton journal

- Y'a t'il des moments ou tu as envie d'arrêter ? Dans quelles situations? Décris cela dans ton journal!

To-Do-Liste

- Manges 3 repas

- Inscris ton poids dans ton journal

Menu

- Petit déjeuner: Oeufs au plat et tranche de bacon

- Déjeuner: Pizza (pâte chou-fleur)

- Diner: Salade de thon, olives et feta

Aujourd'hui nous allons parler des écarts. En effet au début cela n'est pas simple de s'habituer à un régime pauvre en glucides. Les tentations sont partout dans notre quotidien. Le lait, le sucre avec le café, le gâteau qui va avec, tout ça c'est la normalité. Même au travail, à la pause. Avec la famille, les amis, au cinéma, à la boulangerie, le sucre n'a qu'à attendre sa prochaine victime.

Les écarts arrivent quand on a pas envie d'être malpoli envers la famille ou des amis/ Quand tu n'as pas bien prévu des repas et que tu n'as pas cuisiné à l'avance. C'est pourquoi la préparation des repas et un ton assuré et poli vont t'être d'une grande aide.

Les écarts ont un prix. Prise de poids ou stagnation, nausées, dépendance et même culpabilité. Bien sûr tu peux te permettre quelques écarts contrôlés et sains pour te récompenser mais les écarts à répétition causent des problèmes. Les écarts sont naturels alors soit conscient de cela et tiens le coup!

Jour 11 – Confrontation

<u>To-Do-Liste</u>

• Manges 3 repas

• Ecris dans le journal alimentaire (les écarts aussi)

<u>Speiseplan</u>

• Petit déjeuner: Pain cétogène accompagné de thon à tartiner

• Déjeuner: Super salade Cétogène

• Diner: Lasagnes de légumes ou Hamburger Low-carb

Nous allons regarder un peu en arrière; Quelqu'un s'est t-il déjà moqué de ta silhouette ? Regrettes tu le temps ou tu pouvais mettre cette jolie robe et ton ensemble préféré?

Cela n'est pas simple d'être confronté à ce genre d'émotions. Nous avons souvent du mal à trouver la bonne personne avec qui partager nos émotions. Ton journal en revanche peut être un solution et ne pourra pas te juger. Rappelles-toi que que tu n'es pas seul ! (fais un tour de nouveau sur les forums et chaines youtube de la céto-communauté)

Jour 12 – Adieu au boulanger

<u>To-Do-Liste</u>

*   Manges 3 repas

*   Prépares les oeufs mayonnaise pour les jours à venir

<u>Menu</u>

*   Petit déjeuner: oeufs brouillés ou muesli coco

*   Déjeuner: Lasagnes aux légumes ou hamburger low carb

*   Diner: Terrine aus fines herbes

    C'est il y a maintenant plus de 12 jours que tu n'as plus consommé de pain. Qui aurait pu croire que l'homme pouvait survivre sans pâtes ni pain? Dis au revoir à la pyramide alimentaire traditionnelle.

<u>To-Do-Liste</u>

- Manges 3 repas

- Remplis ton journal alimentaire

<u>Menu</u>

- Petit déjeuner: Œuf mayonnaise ou muesli coco

- Déjeuner: Terrine aux fines herbes

- Diner: Halloumi grillé et salade

Si tu as toujours faim et que tu as toujours envie de grignoter quelque chose c'est que quelque chose ne tourne pas rond. Manges-tu peut être trop de glucides ? Ou bien trop peu de protéines ? Prends ton journal alimentaire et essayes de comprendre ce qui ne va pas.

<u>To-Do-Liste</u>

- Manges 3 repas

- Lis ton journal alimentaire complètement

- Inscris-y ton poids

<u>Menu</u>

- Petit déjeuner: Œufs mayonnaise ou muesli coco

- Déjeuner: Super salade cétogène

- Diner: filet de poulet farci, accompagné de légumes

- Dessert: un carré de chocolat noir

Félicitation! Tu as réussi ! La bonne nouvelle c'est que tu as réussi le plus difficile, la phase de commencement. Les difficultés que tu pourras rencontrer dans le futur ont déjà été abordées. Peu de choses peuvent te surprendre. Si la perte de poids n'a pas été suffisante c'est en continuant que tu réussiras à perde plus!

N'oublies pas: avec le régime cétogène on perd lentement mais durablement !

Conclusion

Nous voici à la fin des deux semaines de challenge, j'espère que tu as trouvé la motivation et les résultats que tu cherchais !

Le régime cétogène varie selon les goûts, cela ne veut pas seulement dire « viande, fromage et salé ». Il existe des tonnes de recettes pour les desserts, glaces et smoothies adaptées au régime cétogène. Les possibilités sont infinies!

Sois flexible! Quand tu atteindras ton poids idéal tu pourras faire évoluer ta consommation de glucides. Tu seras toujours en cétose mais tu ne perdras plus de poids. Le régime cétogène devrait, si possible, durer infiniment. Cela te paraît trop restrictif ? Pas de panique, ton envie de sucres ne se fera plus sentir. Les avantages du régime cétogène ne sont pas seulement visibles sur la balance mais aussi dans le sport et au travail.

Je te souhaite une bonne continuation!

Mentions légales

Text: Copyright © 2018 by Libros Trading Ltd

Mentions légales et publication:

Libros Trading Ltd

Business Center

Dubai World Center

P.O. Box 390667

Photographie: © its_al_dente/ www.shutterstock.com

© Elena Shashkina/ www.shutterstock.com

© Bogdan Wankowicz/ www.shutterstock.com

© g-stockstudio/ www.shutterstock.com

© Ronda Kimbrow/ www.shutterstock.com

© Joe Gough/ www.shutterstock.com

© Rawlik/ depositphotos.com

Avis important :

Les informations contenues dans ce livre sont communiquées dans un but informatif uniquement et ne doivent en aucun cas être considérées comme des conseils professionnels ou des substituts de traitements fournis par des médecins formés et agréés. Ces informations ne sont pas non plus des recommandations de processus diagnostic ou thérapeutique. Le contenu n'est en aucun cas un encouragement à l'automédication ni ne doit servir de base à l'autodiagnostic ni à l'automédication. Les informations contenues dans le présent ouvrage reflètent uniquement les opinions de l'auteur. L'auteur ne fournit aucune garantie, formelle ou implicite, sur la véracité des propos ni pour la manière dont ceux-ci sont énoncés.

Si le contenu de cet ouvrage présente une infraction à la loi applicable de quelque manière que ce soit, merci d'en faire part à l'auteur. Le contenu en question sera immédiatement retiré ou modifié.

Responsabilité pour les liens

Le présent ouvrage contient des liens vers des sites internet tiers sur le contenu desquels nous n'avons pas d'influence. Nous ne pouvons donc pas être tenus pour responsables pour ces contenus externes. Les fournisseurs ou propriétaires des pages liées sont responsables de leurs contenus respectifs. La présence de violations de la loi dans les pages mises en lien a été contrôlée lors de la création des liens. Leur contenu n'a pas été identifié comme étant illégal au moment de l'ajout du lien. Un contrôle permanent du contenu des pages liées n'est pas concrètement possible. Nous nous engageons cependant à retirer ces liens s'il vient à notre connaissance que les contenus liés présentent des infractions à la loi applicable.